AF312347

MÉMOIRE

SUR LE

PISSEMENT DE SANG

ÉTUDE GÉNÉRALE

DE L'HÉMATURIE

PAR

A. MATHIVET

VÉTÉRINAIRE DÉPARTEMENTAL

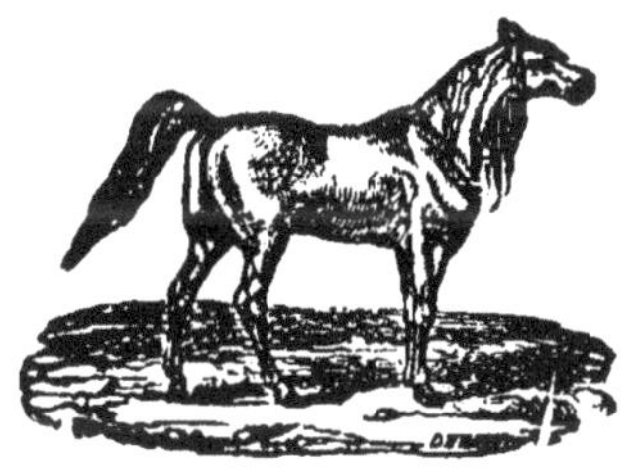

GUÉRET

Imprimerie-Librairie P. AMIAULT, 3, Rue du Marché

1890

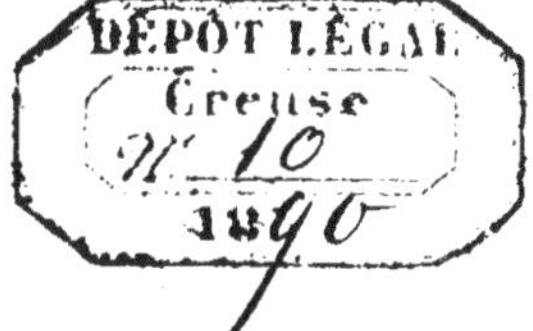

MÉMOIRE

SUR LE

PISSEMENT DE SANG

PAR A. MATHIVET

VÉTÉRINAIRE DÉPARTEMENTAL

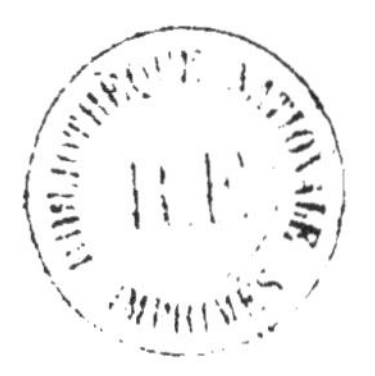

Monsieur le Préfet,

Par votre lettre en date du 30 novembre 1889, vous avez bien voulu m'inviter à faire des études, dans la commune de Nouhant, sur l'affection désignée sous le nom d'Hématurie des bêtes bovines, vulgairement appelée Pissement de sang, affection qui, depuis longtemps déjà, fait des ravages considérables dans notre département.

C'est pour répondre à cette invitation, Monsieur le Préfet, que j'ai l'honneur de vous adresser ce rapport.

La question du pissement de sang est si grave, si complète, elle se trouve si intimement liée aux nombreuses et difficiles opérations agricoles, que, je dois l'avouer, je fus effrayé des difficulté de son étude. Je pensai que le concours d'un certain nombre de personnes spéciales, plus autorisées que moi, serait nécessaire pour accomplir cette importante mission.

L'analyse chimique devant aussi indispensablement éclaircir cette question abstraite, il est naturel qu'une semblable tâche ait pu paraître trop lourde à un homme pénétré de son peu de mérite personnel.

Je réclame donc, Monsieur le Préfet, toute votre bienveillance pour le travail que je vous soumets. Veuillez bien recevoir ici l'assurance que la mission que vous m'aviez confiée a été sérieusement et consciensieusement remplie, dans la limite de mes faibles moyens. Si peu complètes, si imparfaites même que soient mes études sur l'Hématurie, je pense qu'elles pourront cependant être de quelque utilité. Elles seront comme un jalon jeté sur un terrain où d'autres, plus capables que moi, viendront à leur tour apporter le tribut de leur science et de leur travaux.

Je dois vous dire, que rien n'est plus difficile que d'avoir connaissance des fermes où sévit l'Hématurie ; témoin le peu d'observations que j'ai pu recueillir dans la commune de Nouhant, où cependant l'administration municipale était mise à ma disposition.

Ceci s'explique par la crainte qu'éprouvent les propriétaires et les fermiers de livrer à une trop grande publicité la connaissance du fléau qui dépeuple leurs étables, convaincus qu'ils sont, les uns et les autres, que cette divulgation nuirait à la vente de leurs bestiaux ; et, en outre, pour ce qui concerne le propriétaire, de la difficulté qu'il éprouverait à trouver des fermiers pour l'exploitation de celles de ses fermes habituellement décimées par cette triste affection.

Que doit-on attendre des fermiers, en général méfiants, dans notre pays, lorsque les propriétaires eux-mêmes, gens éclairés, instruits, tiennent sous le secret les renseignements qu'on leur demande dans un but d'intérêt général ?

J'ai le regret, encore, de vous dire, M. le Préfet, qu'il ne m'a pas été donné de pouvoir faire d'autopsie pendant le temps de mes études. Je n'ai pu qu'examiner les qualités physiques et chimiques des urines, de l'eau des abreuvoirs et des fourrages. Quant aux lésions générales, je suis obligé de relater celles que j'ai constatées à d'autres époques.

C'est un avantage qui n'est pas accordé tous les jours, que

l'autopsie d'animaux morts du pissement de sang, et cela pour des raisons beaucoup plus sérieuses, en apparence du moins, que les motifs qu'ont les propriétaires et les fermiers, pour ne pas révéler l'existence de l'Hématurie dans leurs fermes.

En effet, tous les animanx atteints de l'affection, qui fait l'objet de ce rapport sont vendus à la basse boucherie, alors naît un nouvel obstacle pour l'observateur : c'est l'intérêt qu'à le boucher à cacher aux consommateurs la mauvaise qualité des viandes dont il s'approvisionne. Bien que je regrette vivement de n'avoir pu faire d'autopsie pendant mes recherches, cette omission, forcée n'aura que peu d'importance, l'examen cadavérique d'animaux affectés du pissement de sang ayant été fait par moi à d'autres époques, et *par un grand nombre de mes confrères*. Nous aurons donc là un élément indispensable pour procéder à la recherche de la nature de cette affection.

J'ai été très-réservé dans l'essai de traitement médicinaux, étant convaincu, et espérant vous convaincre M. le Préfet, du peu de succès que l'on doit en attendre, du moins dans la pratique.

Le traitement hygiénique, surtout préventif, fait au contraire l'objet d'un article très-étendu, parce que je crois qu'il à seul le pouvoir de nous délivrer de ce fléau. Je crois aussi, et j'essaierai de vous faire partager ma conviction, que ce traitement aurait en outre l'immense avantage de faire sortir notre agriculture de la voie déplorable dans laquelle elle se trouve actuellement engagée.

Tel est l'ensemble de mon travail. Puisse-t-il M. le Préfet, jeter quelque jour sur la grave question qui y est traitée ; question sur laquelle les opinions les plus diverses ont été exprimées, sans avoir pour assise la base solide des faits.

ÉTUDE GÉNÉRALE DE L'HÉMATURIE

HISTORIQUE

Depuis quatorze ans que nous exerçons la médecine vétérinaire, nous avons observé, dans presque tout le département de la Creuse, une maladie particulière aux bêtes à cornes, notamment aux vaches. Cette affection paraît et disparaît à des époques invariables et qui, sans être mortelle, sur une très-grande échelle, ne laisse pas que de porter un grand préjudice à nos cultivateurs ; nous voulons parler de *l'hématurie ou pissement du sang.*

Son histoire et celle des progrès de notre agriculture dans notre département se confondent au point qu'il est impossible de parler de l'une sans s'occuper de l'autre.

Jusque vers 1840 à 1860, l'Hématurie ne se présentait guère que par des cas sporadiques, isolés, et infiniment moins nombreux qu'aujourd'hui. C'est que, jusqu'à cette époque là, notre système d'agriculture ne ressemblait que peu à ce que nous faisons depuis trente ans surtout.

Anciennement, si l'on fumait peu les terres que l'on cultivait, en revanche on leur demandait peu ; les récoltes des mêmes plantes étaient plus éloignées les unes des autres ; les terrains non labourés restaient en friche pendant quelques années de suite. Aussi dans notre pays voyait-on des genêts de la plus belle venue. Les champs étaient autant de pâtures pour nos animaux, qui, dans ce temps-là, n'étaient à l'étable que par les plus mauvais jours de l'année. Alors les prairies artificielles étaient encore, à peu de chose près, inconnues ; les racines, à part les pommes de terre et quelques navets, l'étaient complètement.

Nos champs, trop petits, étaient séparés et le sont encore par des haies très-hautes, souvent impénétrables, lesquelles étaient recouvertes principalement de chènes nombreux ou d'arbres à haute tige.

Les communications de bourg à bourg ou de bourg à ville, ne pouvaient se faire qu'au moyen de chemins creux, pour la plupart défoncés, souvent très-étroits, pleins d'eau et de boue, une grande partie de l'année.

Il est facile par ce court exposé, de se figurer combien étaient difficile dans ce temps là les transports des produits au sol, comme ceux des engrais à importer. Aussi les amendements calcaires étaient à peu près inconnus ou tout au moins n'étaient employés qu'en très-petite quantité ; quantité si petite, que l'on était encore dans bien des cantons à douter de leur valeur réelle, et surtout de la révolution qu'ils devaient apporter. Nous voulons parler de la chaux.

En 1852 les mouvements politiques décidèrent le régime impérial à construire des routes stratégiques qui, fort heureusement, n'ont jamais servi qu'aux passages des voyageurs et aux transports nombreux de nos engrais, de nos amendements et des produits de notre sol. Dans nos terrains granitiques, sur toutes nos collines plus ou moins élevées, là ou on ne pouvait récolter que du seigle et du sarrasin, on a pu, sous l'influence de la chaux, faire de belles récoltes de froment, récoltes que dans beaucoup de fermes on a le très-grand tort aujourd'hui de faire revenir à la même place, chose incroyable, souvent tous les deux ans. Une partie des friches ont disparu, les genèts et les ajoncs ne se rencontrent que dans les haies, à leur place on a fait des légumineuses et plus particulièrement du trèfle.

Telle a été la principale transformation de notre agriculture. Sous cette influence et après avoir désséché, nivelé et amélioré nos prairies naturelles, les animaux de l'espèce bovine ont augmenté en nombre et en qualité.

En même temps que ces changements brusques et presque complets dans la production de notre pays, dans le mode d'élevage, dans la spécialisation de nos espèces, dans l'hygiène de nos animaux domestiques et tout particulièrement de l'espèce bovine, en même temps les affections pathologiques se sont modifiées d'une manière assez sensible pour que le cadre nosologique vétérinaire se soit accru, par exemple, de l'*hématurie bovine* dont nous nous occupons.

DIVISION

On peut reconnaître à cette maladie deux formes principales : l'*hématurie primitive idiopathique, essentielle* et l'*hématurie secondaire ou symptomatique*, expression locale de maladies générales.

La première résulte d'une violence exercée directement sur la région des reins, de l'action que produisent l'ingestion de certaines plantes âcres et irritantes, de la présence de corps étrangers dans l'intérieur des organes urinaires. L'hémorrhagie, dans ce cas, est presque toujours *active*.

La seconde forme, l'*hématurie symptomatique*, se rattache à l'existence d'affections générales plus particulièrement à un état anémique ; elle est dite *passive,* parce que le sang s'extravase au travers des vaisseaux et du tissu propre des reins, souvent sans lésions matérielles de ces organes.

SYMPTOMES

Au début de la maladie, il est dans le plus grand nombre des cas imposssible de distinguer l'animal atteint d'hématurie, d'un autre animal bien portant de la même étable. La gaîté, l'appétit sont conservés ; la coloration en rouge des urines est le seul phénomène anormal que l'on puisse constater. Mais d'une manière générale, tous les animaux de l'étable où l'on rencontre l'hématurie sont maigres, ont les poils ternes, la peau adhérente, les muqueuses plus pâles que ceux des étables où l'hématurie n'existe pas. Dans les différentes périodes de la maladie, la coloration de l'urine est variable ; souvent au début, elle est très peu marquée, seulement au microscope on peut reconnaitre les globules sanguins qui se sont précipités au fond du vase.

Cette affection a un caractère tout particulier et ne ressemble en rien, si ce n'est par la présence du sang dans les urines à l'hématurie due à l'ingestion dans le tube intestinal, de plantes âcres, irritantes, ou de substances qui causent le même accident. Il en est de même des affections organiques qui peuvent intéresser les reins, la vessie, ou les autres organes de l'appareil génito-urinaire. Cette maladie a pris un développement tel, dans certaines contrées du département de la Creuse, que beaucoup d'acheteurs stipulent, comme garantie conventionnelle, que le pissement du sang leur sera garanti.

Dans certaines fermes on n'a jamais eu d'hématurie, bien que non loin de là, à peine à quelques kilomètres, quand ce n'est pas plus proche, elle s'y rencontre. Dans quelques propriétés qui jusqu'à ce jour, en avaient été exemptes, on commence à en observer quelques cas isolés. Les fermiers les plus intelligents, ceux qui ont assez de force de caractère pour ne pas se laisser tromper par les *empiriques* qui ne craignent pas de promettre quand même des guérisons, et de mettre en pratique les moyens les plus ridicules, souvent les plus dégoûtants, ces fermiers, disons-nous, attendent rarement longtemps avant de tirer parti de leurs animaux, d'une manière ou de l'autre.

L'hématurie bovine frappe indistinctement les animaux des différents sexes, les femelles en état de gestation ou non, et dans toutes les saisons de l'année ; mais plus particulièrement vers la fin de l'hiver, à l'approche de la mise au vert. Un fait d'une grande valeur et constant dans toutes les circonstances, quels que soient les lieux, les animaux ne sont jamais frappés

avant l'âge de deux ans, où à peu de chose près ; c'est vers
l'âge de trente à trente-six mois, quelquefois plus, que les
premiers symptômes se déclarent tout à coup, sans causes
rapprochées saisissables par nous ; elles sont toutes éloignées
comme on le verra bientôt.

Telle vache, par exemple, qui a vécu pendant ses trois
premières années ou plus, dans une ferme là où l'hématurie est
inconnue, peut très bien en être atteinte après un temps plus ou
moins long ; mais jamais aussitôt après qu'elle aura été vendue
et conduite dans un lieu sur lequel l'affection existe habituellement, tout d'un coup, du jour au lendemain, sans qu'il soit
facile de le prévoir et sans que l'animal paraisse souffrir, qu'il
soit dans un état d'embompoint satisfaisant ou non, alors que
l'appétit est bon, la digestion régulière, la peau souple et le
poil luisant et lisse. Si on examine l'urine, d'abord une partie
de celle-ci est claire, comme la veille, et vers la fin quand la
vessie est bientôt vide, alors que l'animal n'urine plus que
par jets, ainsi que cela se produit chez le mâle surtont, on
s'aperçoit très bien qu'elle est plus ou moins colorée en rouge ;
recueillie dans un verre, les globules sanguins se précipitent au
fond du vase.

Au début de l'affection, il arrive souvent que la présence du
sang dans les urines soit intermittente, dans d'autres cas elle
est continue. Au bout d'un certain temps, quelquefois après
plusieurs mois, l'animal expulse des caillots de sang plus ou
moins volumineux, souvent énormes chez les femelles d'un
certain âge.

La marche de cette affectation est très lente ; nous avons
vu des animaux atteints d'hématurie, vivre pendant plus d'une
année, mais c'est le petit nombre ; quelques-uns restent dans
un embonpoint qui surprend ; nous en avons vu qui s'engrais-
sent même ; les femelles ont moins de lait, ce qui est tout
naturel. Dans nos foires, les acheteurs les plus adroits recon-
naissent si difficilement les animaux qui pissent le sang, quand

cela ne date que d'un mois ou même plus, alors surtout que la maladie affecte une marche très lente, qu'ils stipulent souvent que cette affection leur sera garantie. Après un certain temps très-variable, les animaux maigrissent, deviennent faibles à la marche ; leur peau devient dure à la main, comme collée aux os, le poil est piqué et sec, les fonctions digestives ne sont plus aussi régulières, après le repas le flanc se gonfle la rumination ne se fait plus aussi bien, les muqueuses pâlissent, les yeux s'enfoncent, perdent leur limpidité et leur expression, le marasme vient, le pouls est petit, insensible les battements du cœur violents, tumultueux ; l'animal ne veut plus rien prendre comme nourriture, il ne s'occupe plus de ce qui se passe autour de lui ; le corps se refroidit, et plus particulièrement les extrémités. Quelquefois il a des coliques plus ou moins violentes, si surtout il se forme dans la vessie des caillots de sang trop volumineux pour être expulsés sans de trop grands efforts. Enfin un œdème se développe sous la gorge, dans l'espace intra-maxillaire ; alors le malade tient la tête basse, jusque sous la crèche ; s'il est à l'étable une salive filante et quelquefois de mauvaise odeur s'écoule de la bouche, dont les lèvres sont pendantes, et une diarrhée infecte vient achever l'œuvre de destruction de la machine animale.

Ce qui fait, dans certains cas, que l'animal peut vivre longtemps, c'est qu'il y a parfois des intermittences dans l'écoulement du sang mélangé aux urines. Le plus souvent nos fermiers, et avec juste raison, n'attendent pas cette triste fin ; dès le début ils tâchent de vendre ces animaux-là soit en foire, soit à des bouchers de bas étage, s'ils sont maigres ; d'autres essaient de les engraisser, assez souvent ce nouveau régime les guérit complètement ; dans le cas contraire, s'ils peuvent, malgré cela, prendre de l'état, ils les vendent pour être tués et quelquefois n'éprouvent pas une perte sensible sur le prix de leur valeur, étant estimés comme bien portants.

CAUSES

Nous sommes arrivés à la question la plus intéressante du pissement du sang ; ce n'est en effet que lorsqu'on aura bien précisé la cause qui détermine cette affection qu'on pourra prévenir et combattre avec succès l'hématurie.

L'étiologie de l'affection qui nous occupe, a paru jusqu'à maintenant fort obscure ; on a tour à tour accusé les boissons, les aliments, les changements de température, les alternatives de disette et d'abondance et la contagion, enfin de faire naitre, développer et propager la maladie.

On a qu'effleuré la question, on ne s'est point rendu un compte satisfaisant de la manière dont ces causes agissaient sur l'économie animale.

Les opinions les plus bizarres, les plus diverses ont été émises à ce sujet ; il serait difficile de les citer toutes ; nous nous arrêterons qu'à celles qui ont été le plus souvent invoquées. Les discussions les plus vives et les plus variées se sont élevées entre les agriculteurs, sans qu'on se soit jamais entendu à cet égard ; et disons-le aussi, sans que le plus souvent de part et d'autre, on se soit appuyé sur l'étude rigoureuse des faits. On s'est généralement borné à émettre des hypothèses qui, bien qu'émanant de gens honorables et intelligents, ne peuvent cependant être acceptées sans démonstration.

Quoiqu'il en soit, nous ne nous laisserons entrainer par aucune influence, nous exposerons franchement et librement ce que l'observation nous a appris, sans trop nous préoccuper du cours que pourront avoir nos idées.

Lorsqu'on examine attentivement, dans notre pays, l'hygiène à laquelle sont soumis les animaux, et surtout les animaux de l'espèce bovine, on reste immédiatement frappé de la parcimonie avec laquelle on nourri partout sauf chez les grands propriétaires. Aucune règle ne vient guider le fermier dans la grave question de l'alimentation. Les fourrages sont-ils abondants ? on nourrira mieux et tout sera consommé dans le même espace de temps, sans qu'on songe à rien réserver. Y a-t-il disette ? on nourri plus mal, très-mal ; et tout cela se fait sans qu'on se soit rendu compte ni de la quantité d'animaux à entretenir, ni de la quantité de fourrages qui reste à la disposition de chaque tête. L'alimentation, en un mot, se pratique complètement au hasard, on prend dans une ferme, l'habitude d'élever un certain nombre d'animaux, et l'on ne se préoccupe aucunement des ressources dont on peut disposer.

C'est ainsi que nous voyons fréquemment deux fermes de même étendue entretenir le même nombre de bêtes, l'une avec moitié moins de foin que l'autre pour passer l'hiver.

Cette complète et regrettable ignorance des règles de la nutrition est aussi funeste à la santé des animaux que préjudiciable à l'intérêt bien entendu de leurs propriétaires.

Le plus grand nombre de nos fermes ne dipose que d'une qnantité insuffisantes de fourrages ; c'est à cette pénurie qu'il faut attribuer les nombreux cas d'hématurie qui désolent la Creuse.

La démonstration du défaut d'alimentation amenant à sa suite le pissement de sang nous paraît facile en invoquant les faits relatés plus haut.

Qu'elles sont donc les règles sur lesquelles il faut se baser pour régler le régime des animaux ? Tous les agronomes célèbres, tous les hygiénistes admettent que la ration d'entretien doit être évaluée à 1.3 pour 100, de foin de bonne qualité; conséquemment qu'un animal qui pèse 400 kil. doit consommer pour entretenir sa vie, 6 kil. de foin par 24 heures. Cette ration est désignée sous le nom de ration d'entretien, et elle doit être complétée par une ration dite de production, plus ou moins considérable, lorsque les animaux croissent, lorsqu'ils se multiplient, lorsqu'ils donnent du lait, ou qu'on leur demande du travail.

Il y a donc toujours, quelle que soit la destination des animaux, une ration d'entretien proportionnelle au poids de l'animal et une ration de production variable selon le service qu'on en exige.

Il ressort de cet exposé que la ration ne peut se composer d'un seul aliment, lorsque surtout cet aliment, est peu nutritif, car alors l'appareil digestif devrait en recevoir une si grande quantité, qu'il ne pourrait plus suffire, à élaborer les sucs nourriciers disséminés dans une masse considérable de matières inertes. Enfin, et cela a encore son importance ici, la ration ne saurait être composée convenablement qu'à la condition d'être formée de subtances variées.

Il était nécessaire de rappeler ces quelques principes de l'hygiène vétérinaire pour comprendre ce qui doit suivre.

Nous savons que pendant toute la saison de l'hivernage la ration se compose uniquement de foin, dont la qualité est variable et de la paille à discrétion. Les racines ne figurent dans l'alimentation que pour un poids à peu près nul.

Il y a aussi dans la qualité différente des fourrages dans l'intelligence plus ou moins grande avec laquelle on les distribue, dans la diversié de taille des animaux, autant de raison pour qu'on ne puisse pas s'en rapporter exclusivement au poids de la nourriture dans une comparaison de ce genre.

On comprend effectivement sans peine que lorsque des foins croissent dans des lieux bas et humides qui ne produisent guère que des joncs, des carex ou des graminées grossières à feuilles larges, le poids de la ration n'a aucun rapport avec la quantité réelle de nourriture qu'elle contient. Ainsi une ferme possédant une quantité moitié moindre de foin de bonne qualité, nourrira mieux qu'une autre ferme, entretenant le même nombre d'animaux, avec deux fois plus de mauvais fourrages. Les fourrages recueillis dans des lieux bas et humides, ceux qui ont été mal récoltés, mal emmagasinés, qui sont poudreux, vasés, couverts de champignons, doivent nécessairement favoriser le développement de l'hématurie, car alors ils sont peu nutritifs et agissent comme lorsqu'il y a défaut de quantité. N'oublions donc pas que, dans notre pays, beaucoup de prairies se trouvent dans de mauvaises conditions, en raison de l'humidité qui les imprègne. En somme, insuffisance de nourriture l'hiver, insuffisance de nourriture l'été, voilà ou à peu près, le régime de nos animaux.

L'assimilation des matières alibiles est proportionnelle à l'énergie des voies digestives ; si les voies digestives sont relâchées par des aliments trop aqueux ou par un excès de boisson, il est évident qu'il y a perte, car l'animal ne transforme en produits utiles qu'une faible partie de sa nourriture.

Les animaux ne boivent qu'à leur soif ; à cet égard, leur instinct est un guide sûr ; mais le nourrisseur maladroit les force à prendre plus d'eau qu'il n'est utile pour une bonne digestion, en y mêlant des substances qui les excitent à boire au-delà de leurs besoins. C'est là une faute dont les conséquences ne sont pas moins fâcheuses pour le jeune veau que pour l'animal adulte, quelle que soit sa destination.

En dehors de l'alimentation vicieuse à laquelle sont soumis les animaux qui, par leur âge (au-dessus de 2 ans), sont exposés aux atteintes de l'hématurie, il y a dans nos fermes un autre écart des règles de l'hygiène que nous croyons devoir signaler : ce sont les mauvais soins que reçoivent partout les jeunes animaux.

La nature toujours prévoyante, met à la disposition des nouveaux-nés un aliment de choix, approprié à la faculté d'assimilation dont jouissent les organes digestifs des jeunes sujets. Aussi pendant le temps de l'allaitement (deux ou trois mois environ) les veaux sont en bon état, le poil est lisse, la peau souple, l'embonpoint très satisfaisant, le ventre peu développé, et l'animal manifeste une grande gaieté.

Quand vient l'époque du sevrage tout change. Sans tenir compte des règles de la nature, sans tenir compte de la facilité avec laquelle est absorbé l'unique aliment qu'a pris jusque-là le jeune sujet, sans tenir compte du peu d'activité des organes digestifs, le jeune animal est soumis au régime commun ; un peu de foin, beaucoup de paille et de l'eau claire, voilà la composition de la nourriture du premier hiver.

Ce déplorable système est assez généralement suivi ; parce que on réserve les aliments de choix pour les animaux que l'on destine à la vente.

Sous l'influence d'une alimentation aussi pauvre, on voit bientôt les animaux maigrir, prendre du ventre, perdre leur embonpoint et leur gaieté en même temps que le poil se pique et que la peau devient adhérente. Des affections graves se déclarent assez souvent : ce sont des diarrhées épuisantes, des maladies vermineuses, etc.

Cette hygiène si mal entendue, pour des animaux qui s'accroissent, entraîne nécessairement une mauvaise constitution dont ils doivent se ressentir toute la vie. Sous l'influence de cette cause longtemps agissante, le pissement du sang finit par arriver en raison de l'épuisement de tout l'organisme. C'est pour cela que beaucoup de fermiers se trouvent dans l'obligation de changer leurs animaux vers l'âge de deux ou trois ans, et de les remplacer par des animaux du même âge, lesquels, mieux élevés, pourront résister un certain temps à la cause épuisante qui devra tôt ou tard les attaquer à leur tour.

En présence de tous ces faits, nous arrivons à constater dans nos fermes, deux véritables fléaux, dont l'un et la conséquence immédiate de l'autre.

D'une part, une affection grave, l'appauvrissement du liquide sanguin, et, comme phénomène secondaire, la filtration de ce sang pauvre au travers des vaisseaux des organes urinaires. Jamais effet ne fut plus intimement lié à la cause qui le détermine.

Le sang étant directement le produit de l'assimilation des sucs nourriciers, ses propriétés physiques et chimiques doivent véritablement varier avec la disette ou l'abondance comme aussi avec la bonne ou la mauvaise qualité de la nourriture.

L'alimentation défectueuse entraine physiologiquement des modifications du sang, bien connues en médecine, et qui consistent dans la diminution des globules et la prédominance du sérum.

En suivant seulement le raisonnement de la plus simple logique, ou veut-on que le sang, qui se forme entièrement et uniquement des produits de la digestion, puisse trouver tous les éléments qui entrent dans sa composition normale, lorsque l'organisme ne reçoit plus les principes nutritifs en quantité suffisante ? Et lorsque le sang est pauvre, peu plastique, très-fluide, est-il étonnant qu'il fitre à travers les vaisseaux et vienne colorer les urines en rouge ?

Nous insistons à dessein sur ce point de l'insuffisance de nourriture amenant l'appauvrissement du liquide sanguin, parce que, selon nous, il n'est pas une autre cause que l'on puisse sérieusement invoquer pour expliquer l'existence du pissement de sang à l'état épizootique dans la Creuse. L'observation, la science, la logigue concourrent à appuyer cette opinion. Quant à nous, en considérant la manière misérable dont les bestiaux sont entretenus, nous nous étonnons plus des ravages de l'hématurie, mais bien que ces ravages ne soient pas plus considérables.

Pourquoi donc, alors, dira-t-on, s'il faut admettre l'insuffisance des fourrages comme cause principale du pissement de sang, tous les animaux soumis au même régime débilitant, ne sont-ils pas également atteints ?

A cette question spécieuse, nous répondrons par une autre.

Pourquoi, lors d'épidémies de fièvres typhoïdes, de choléra, d'épizooties de morve, de typhus, de fluxion de poitrine, d'influenza, pourquoi y a-t-il des sujets qui résistent à une cause générale ? L'hématurie ne fait point exception à cette règle, que nous sachions ?

Mais à côté de la cause principale du pissement de sang, il en est d'autres très accessoires, qui ont pour effet de produire la première ou d'agir dans le même sens.

La chaux, par exemple, que beaucoup de personnes regardent comme la cause certaine du pissement de sang, parce que cette affection a apparu dans le temps même qu'on l'a employée en grand comme amendement dans la Creuse, la chaux, disons-nous, n'a eu en réalité d'autre influence dans la question que d'apporter un sérieux développement à la culture fourragère.

Il y a trente ou quarante ans avant qu'on employât la chaux, avant que le pissement de sang régnât à l'état épizootique, la culture des céréales était restreinte. Le cultivateur n'ayant pas à sa disposition le stimulant qui nous fait obtenir de si merveilleuses récoltes, ne pouvait cultiver qu'une petite partie de son terrain et en laissait la plus grande partie en jachère pendant plusieurs années.

Survint la chaux : on s'imagina que la terre n'avait plus besoin d'autre chose, et la culture des céréales prit les proportions effrayantes que nous lui connaissons ; comme conséquence, les terres laissées en pâturages pendant plusieurs années disparurent.

Il est vrai que cet oxyde alcalin y est pour quelque chose, mais il nous est impossible d'admettre qu'il agit d'une manière directe, ce que l'on admet sans se demander suffisamment pourquoi, ni comment. Sous l'influence de cet amendement, nos pailles seraient couvertes ou renfermeraient dans leur trame, dans leur épiderme, une grande quantité de champignons, qui par eux-mêmes agiraient sur le sang en causant une intoxication lente et feraient que la paille, que consomment en grande quantité et d'une manière trop exclusive nos bêtes à cornes, nous le reconnaissons, ne serait qu'une nourriture trop peu *alibile*, et trop peu *réparatrice*. Reconnaissant l'existence de ces champignons, leur vertu *anti-hygiénique*, il nous sera cependant permis de faire cette remarque, que leur développement est plus grand quand les années sont plus humides. Cependant l'hématurie n'a pas diminué d'une manière sensible pendant les années très-sèches et chaudes.

L'hématurie se développe surtout dans les terrains peu riches en *humus*, dans les terrains dont les qualités physiques font que la végétation est plus ou moins facilement entravée, ralentie par les intempéries de différentes saisons. La gêne dans le développement de nos plantes qui ne trouvent pas dans le sol tout ce qui est indispensable à leur bonne venue, fait qu'elles sont prédisposées à être altérées par des parasites, tels que les champignons d'espèces diverses ; de même que nos animaux chétifs, souffreteux, sont prédisposés à se couvrir d'ectozoaires et d'être plus ou moins remplis d'entozoaires ou vers. Il n'y a rien de surprenant pour le physiologiste qu'une pareille nourriture puisse amener chez nos bêtes à cornes, au bout d'un certain temps, un état pathologique qui, pour elles, dans notre contrée, se traduit à l'extérieur par l'hématurie.

La nourriture est le point de départ de toutes les améliorations dans toutes les espèces animales ; il en est de même pour la réussite des plantes ; tout ce qui a vie doit naître, croître et se parfaire, tout principe de développement est puisé dans les matériaux de nutrition qui fournissent la matière première. Or, sans matière première suffisante et de suffisante qualité, point de produit suffisant.

Si l'on peut citer un bon nombre de fermes là où un très-grand emploi de la chaux pourrait faire croire que cet abus est cause de l'hématurie, abus qui a amené *l'appauvrissement* du sol, on rencontre d'autres fermes tout auprès là ou cette affection existe, bien que les fermiers qui les cultivent quelquefois depuis fort longtemps, peu soucieux de bien faire, en aient fait un moins grand usage. Rien ne nous empêche de croire que notre flore ait pu se modifier légèrement sous l'influence d'un autre système d'agriculture. Sous l'influence de l'apport de certains amendements, ce changement, s'il s'est produit, peut avoir encore fourni sa part contributive aux causes. D'une manière générale, nos sols riches, nos terres fertiles, sont encore vierges de l'hématurie. Cette affection se rencontre surtout là où le sol est froid. Nous ne trouvons rien de bien extraordinaire en apprenant que cette maladie se développe même dans des fermes exploitées par des hommes fort intelligents. Le désir de réaliser promptement de gros bénéfices, l'appât du gain fait que même dans les cultures dites intensives, on enlève plus qu'on ne donne à sa terre, et ce défaut d'équilibre que l'on crée devient une cause du mal. La chaux bien qu'indispensable, est une cause d'épuisement pour notre sol, nous savons mal nous en servir. En se combinant à certains principes constitutifs de notre terre labourable ou de nos terreaux, ils se forment de nouveaux corps qui sont solubles, alors qu'avant ils ne l'étaient pas, et par contre inassimilables. Ces nouveaux corps solubles, sont absorbés par les plantes qu'ils aident à constituer, et sont extraits du sol, qui les contenait par les récoltes nombreuses et quelquefois riches et abondantes que nous avons pu faire depuis trente ans surtout. Nous avons abusé et nous abusons encore de certaines plantes en les cultivant trop souvent à la même place, les trèfles et les froments surtout. Il arrive un moment où après avoir fourni de belles récoltes, les plantes ne trouvent plus ce qui leur faut pour se développer avec toutes les qualités que l'on se croit en droit d'espérer. La composition chimique de ces plantes doit être autre dans ces sols semi-épuisés que dans les terres riches en principes assimilables variés. Leurs trames, leurs tissus constitutifs pourraient en être sensiblement modifiés sans que nous en soyons surpris. Les propriétés de nos plantes officinales, selon leur provenance, sont loin d'être les mêmes. Les mêmes plantes dans ces prairies de différentes qualités, d'expositions divergentes, se ressemblent assez peu pour permettre à l'observation de se faire de telles idées. Dans les fermes où se fait voir l'hématurie, les herbes fourragères sont dans un état que nous désignerons sous le nom de *chlorotique* et l'usage continu de pareils végétaux fait qu'au bout d'un certain temps un pareil état pathologique, une sorte de *chlorose*, se développe chez nos animaux. Sous l'influence de cette affection, l'hématurie apparaît. Nos cultures éprouvent après un temps plus ou moins long, le besoin d'être déplacées parce que nos plantes, ne peuvent vivre éternellement dans le même lieu, c'est la loi de la nature, à moins cependant de les y entretenir en conservant la fertilité du sol. Alors on pourra les y maintenir plus longtemps, mais encore au bout de quelques années, elles ne s'y développent plus comme au commencement de leur culture.

Anciennement aussi la bétail était extrêmement réduit ; mais les animaux prenant de la valeur le fermier en augmenta progressivement le nombre, sans se douter qu'il n'avait plus les mêmes ressources.

De là deux causes marchant de pair pour conduire au même résultat ; première cause, l'extension de la culture des céréales et par suite, la presque disparition des pâturages ; seconde cause, le nombre toujours croissant d'animaux, trois ou quatre fois plus élevé aujourd'hui, qu'il y a une cinquantaine d'années.

Nous sommes parfaitement d'avis que la chaux joue un rôle dans le développement du pissement du sang ; mais c'est seulement parce qu'en augmentant démesurément la culture des céréales, elle a fait oublier la production de l'engrais animal, et par suite la production fourragère.

Mais il y a loin de cette influence indirecte que nous reconnaissons, à l'opinion qu'on a souvent émise, savoir : Que la chaux absorbée par les plantes leur communique des propriétés irritantes agissant sur les organes urinaires. Nous laissons aux personnes qui admettent cette cause du pissement de sang le soin de le démontrer, et de nous dire comment il se fait alors que la chaux ne produit pas du tout le même effet dans certains pays qui l'emploient en quantité plus considérable encore que nous ne le faisons ici.

Comment admettrait-on cette supposition alors qu'on voit assez souvent des dépôts de sels calcaires dans la vessie, dans le canal de l'urèthre, sans que les animaux sur lesquels existent ces calculs soient ou aient été atteints d'hématurie ? Il est incontestable que dans ce cas les urines sont chargées de substances calcaires ; or, chose bizarre, les cinq ou six accidents de ce genre qu'il nous a été donné d'observer sur le bœuf n'étaient pas accompagnés de pissement de sang.

La quantité de fumier dont nos fermiers disposent est, relativement au besoin, encore de beaucoup insuffisante par le mauvais aménagement de ces engrais spéciaux : ils en perdent beaucoup et surtout lui laisse perdre beaucoup de sa qualité. Les fosses à purin sont encore presque inconnues, l'emploi des engrais liquides ne se fait que dans quelques fermes, malheureusement trop facile à compter. On ne sait pas assez que les fumiers sont presque les seuls engrais qui contiennent tous les principes nécessaires à l'entretien de la fertilité du sol et que la composition chimique de ceux-ci commande celle des végétaux qu'ils produisent. En même temps il est indispensable que l'hygiène de nos animaux pour ce qui a trait à leur alimentation, dans le cas qui nous occupe, soit modifiée en variant leur nourriture ; ne pas leur donner trop dans la saison du vert et pas assez pendant l'hiver, faire des racines et donner moins de paille, qui sera consacrée à faire une bonne litière et beaucoup de bon fumier.

Ce n'est pas impunément que l'on peut distendre pendant de longs mois leurs organes digestifs avec un aliment aussi peu substantiel la digestion a trop à faire comme travail, et en échange reçoit trop peu comme principes nutritifs. La masse sanguine et quelques organes excréteurs très-vasculaires, les reins par exemple, reçoivent un contre-coup trop brusque et trop sensible de ces écarts inintelligents et toujours préjudiciables à la santé des animaux et à nos intérêts. C'est qu'il ne suffit pas de donner à un animal pour l'entretenir en bonne santé, et produire du travail, du lait ou tout autre chose, une certaine quantité en poids ou en volume de nourriture sans rechercher si cette ration d'entretien et de production est capable, par sa composition chimique, de réparer toutes les pertes faites par l'animal et d'entretenir en bonne harmonie toutes les fonctions physiologiques. Si certains principes dominent, pendant que certains autres seront en moindre quantité qu'ils ne devaient être, la force vitale de la machine animale pourra assurément pendant un temps plus ou moins long, selon la force même du sujet, résister, mais il arrivera un moment ou, l'équilibre étant rompu, à l'état de santé le plus parfait succèdera un état pathologique qui amènera la ruine, la destruction plus ou moins lente de la machine, qui dépense plus qu'elle ne reçoit ou qui ne reçoit pas tous les principes indispensables à un fonctionnement continu et régulier ; telle est, pour nous la véritable cause de l'affection qui nous occupe.

Le travail sous toutes les formes qu'il revêt concourt à faire naître cette affection ; le bœuf de labour, celui qu'on fait voyager en sont atteints.

La digestion, l'allaitement, contribuent aussi au développement de l'hématurie.

Il suffit de signaler ces causes pour en comprendre l'effet d'après ce que nous avons dit de la ration de production. Plus le travail sera actif, plus vite l'économie s'épuisera, l'alimentation étant d'autant plus insuffisante qu'il y aura plus de travail demandé. C'est sans aucun doute la raison pour laquelle nous voyons l'hématurie sévir avec plus d'intensité sur les vaches que sur les autres animaux, parce que chez elles, la production est presque continuelle, sans qu'il y ait ration suffisante à cet effet.

Les eaux dont s'abreuvent les animaux ont été regardées aussi comme cause du pissement de sang. Nous ne croyons pas à toute l'influence qui leur a été attribuée à cet égard. Beaucoup de fermes abreuvent dans des mares situées au-dessous des cours, où par conséquent l'eau tient en suspension et en solution des parties terreuses, du purin, des débris de végétaux, sans que l'hématurie soit la suite de l'absorption de ces eaux impures. D'autres fois, et c'est le cas pour un certain nombre de fermes où les abreuvoirs sont vastes, l'eau qu'ils contiennent est claire, limpide, provient de sources, de ruisseaux ou de petites rivières, et cependant le pissement de sang y apparaît et y sévit avec violence.

Sans prétendre que les eaux n'aient aucune influence sur le pissement de sang, nous ne croyons pas que cette influence soit telle qu'elle puisse déterminer à elle seule l'affection. Certes les eaux impures qui ont lavé les étiages et les fumiers, et qui tiennent en suspension ou en solution une certaine quantité de matières organiques, sont nuisibles à la santé, mais, que ce soit là, la cause tant cherchée du développement de l'hématurie, ceci est loin d'être démontré.

Les logements bas, peu aérés, malpropres, contribuent à débiliter l'organisme et à amener l'etat général d'appauvrissement qui fait que le liquide sanguin peut filtrer à travers les vaisseaux.

La nature du sol, la situation des lieux n'ont d'autre intérêt

dans la question que l'aptitude qu'ils ont à produire des fourrages plus ou moins abondant et de qualités variées. Quant
aux propriétés irritantes que peuvent avoir les plantes qui
entrent dans la composition des fourrages, c'est là une cause
qui n'agit qu'exceptionnellement dans la Creuse. Elle détermine quelquefois sur les reins une congestion ou une irritation
violente, et occasionne dans ce cas une hémorrhagie active.

Le plus habituellement l'hémorrhagie amenée par cette
cause est passive ; c'est alors que les animaux sont débilités
par suite d'une mauvaise alimentation.

Les renoncules, les jeunes pousses du frêne et du chêne
agissent de cette manière. Mais, disons toutefois, que lorsque
le pissement de sang se déclare de cette sorte, les animaux
atteints sont le plus souvent guéris lorsqu'on les soustrait à
la cause qui l'a déterminé, ou sous l'influence de soins extrêmement simples.

LÉSIONS

Lorsque l'hématurie est arrivée à sa dernière période de
gravité, lorsque les animaux atteints sont tombés dans le
marasme, que les forces vitales sont sur le point de s'éteindre
et surtout lorsqu'ils meurent naturellement de cette affection,
voici, à peu près, les lésions qu'on observe.

Tous les tissus notamment le tissu musculaire, sont déco-
lorés, pâles, mous, doués de peu de force de résistance et
infiltrés par de la sérosité en assez grande abondance.

Les cavités splanchniques, la cavité thoracique, la cavité
abdominale, contiennent un liquide séro-sanguinolent dont la
quantité s'élève généralement à quelques litres dans chacune
de ces cavités, sans que, pour cela, il y ait de traces d'inflammation des membranes séreuses, pleurales ou péritonéales.

Les organes urinaires, qui sembleraient tout d'abord, en
raison même de la quantité du sang en nature qu'ils laissent
échapper (d'où le nom de l'affection) devoir être le siège des

lésions les plus apparentes, n'en laissent très souvent voir aucune et, lorsqu'elles existent, elles sont insignifiantes.

Dans tous les cas, les reins ne sont le siège d'aucune lésion grave, nul changement dans leur tissu ne s'est manifesté sous l'influence de l'hématurie, il n'y a pas non plus de différence dans le volume de ces organes ; c'est tout au plus, si l'on y remarque une légère décoloration et une diminution de ténacité. Le bassinet rénal ne laisse pas voir de lésion appréciable Rien d'anormal dans les uretères.

Il faut arriver jusque dans la vessie pour trouver des lésions qui sont loin d'être constantes. Dans ce réservoir se trouve toujours accumulée une quantité d'urine plus ou moins considérable, dont la différence de coloration et de consistance dénote un mélange de sang en proportion plus ou moins grande. C'est ainsi que parfois ce liquide est seulement roussâtre, d'autres fois plus fortement coloré, de manière à arriver progressivement jusqu'au rouge brun ; quelquefois enfin se trouve dans la vessie un véritable caillot sanguin d'un rouge brun.

Assez souvent encore on rencontre, sur la muqueuse vésicale, de petites plaies, taillées comme à l'emporte pièce, variables dans leur diamètre, depuis celui d'une lentille jusqu'à celui d'une pièce de un franc. Enfin on rencontre fréquemment, mais plus particulièrement sur les animaux qui ont pissé le sang pendant longtemps, des plaies fongueuses. Ce sont des sortes de végétations, quelquefois nombreuses. qui, comme volume, acquièrent celui d'un petit pois et même celui d'une framboise ; les plus grosses végétations sont mamelonnées comme le fruit que nous venons de citer et toujours de couleur rouge, quelquefois foncé ; les plus petites sont ordinairement moins colorées en brun ; parmi ces végétations, qui sont souvent plus ou moins pédonculées, on rencontre des ulcérations parfaitement rondes et taillées à pic du diamètre de 3 à 4 millimètres, qui intéressent dans certains càs une grande partie de l'épaisseur de la muqueuse. Ces légions pathologiques sont dues à une hypertrophie ou à la disparition des follicules muqueux de la membrane muqueuse vésicale. Nous sommes portés à croire que les lésions qui nous occupent ne sont que consécutives à l'état pathologique du sang, qui doit être vicié dans sa qualité chimique et probablement physique. Plusieurs éleveurs nous ont adressés des urines et grâce à l'obligeance de M. Mallet, pharmacien et de M. Clavaud, professeur de chimie au Lycée, que nous sommes heureux de remercier ici, nous en avons pu faire l'analyse. Dans presque tous nous avons trouvé de la chaux à l'état de carbonate, des cristaux d'oxalate de chaux, de phosphate ammoniaco-magnésien. Les globules rouges nous ont paru un peu déchiquetés et crénelés sur leurs bords.

Sous l'influence d'un certain état particulier du sang, les organes urinaires, pour une raison dont nous ne nous rendons pas bien compte, deviennent le siège des lésions les plus saisissables dans la vessie.

Le séjour dans la vessie d'une urine d'une certaine qualité dont il est aussi très-important, voire même indispensable, de faire l'analyse, et qui doit avoir des propriétés plus ou moins irritantes pour la muqueuse de la vessie, avec laquelle elle est forcément en contact immédiat peut très bien par ce fait là être cause du développement des lésions que l'on rencontre souvent dans cet organe. Jusqu'à preuve du contraire, nous nous l'expliquons par le siège des lésions qui est le plus souvent le plan inférieur et l'antérieur, ou le fond. Assurément quand ce réservoir n'est que peu rempli d'urine, et les animaux urinent souvent dans cette affection, c'est le fond et le plan inférieur qui sont en contact avec le liquide ; car chez le bœuf principalement, par une disposition anatomique particulière, le fond de la vessie tend à tomber dans l'abdomen et à prendre une position se rapprochant de la perpendiculaire, au lieu d'être horizontale. Il serait indispensable de faire des autopsies au début de l'affection, pour savoir si notre mode d'interprétation est fondé. Il est très rare de rencontrer des lésions au pourtour du col de la vessie, point qui est assurément le plus vasculaire de tout l'organe, et aussi celui qui est moins en contact avec l'urine.

NATURE ET SIÈGE DE L'AFFECTION

Le langage nosologique se sert quelquefois de mots qui confondent dans une même dénomination des états qui ne sont pas toujours exactement semblables. Tout en conservant ces dénominations, la science s'est efforcée de saisir et de mettre en relief les différences individuelles qui pouvaient exister dans le groupe de ces états morbides. Parmi ces groupes collectifs d'affections qui n'ont souvent de commun entre elles que des apparences superficielles, un symptôme, et qui se distinguent cependant par une nature souvent opposée, se trouve l'hématurie.

Cette affection est de nature asthénique, anémique ; il y a diminution dans la quantité du sang et dans sa partie incitante. La fibrine semble avoir perdu la propriété de se coaguler, l'eau ou le sérum prédomine ; voilà ce qui résulte incontestablement des lésions cadavérique, chimique et microscopique du sang.

Cette affection a donc son siège dans le sang ; la coloration des urines n'est qu'un phénomène secondaire qui se passe ou dans les reins, ou dans la vessie, ou dans les deux à la fois ; de même qu'on le voit se produire à la surface des grandes séreuses, les plèvres et le péritoine, est constituer dans ces membranes closes de toute part les épanchements dont nous avons parlé.

On peut nous objecter, il est vrai que le sang ne devient pauvre qu'en raison des pertes qu'éprouvent sa masse, à la suite du rejet du liquide sanguin par les organes urinaires. Nous avons fait, avec le concours de M. Mallet, pharmacien, l'analyse de ce liquide, pris sur un animal qui n'avait pissé le sang que pendant quelques semaines, et deux mois après la cessation de cet écoulement le résultat obtenu répond d'une manière suffisante à cet argument.

D'autre part, la marche de l'hématurie tend aussi à démontrer que l'organisme est sous l'influence d'une affection générale due au liquide sanguin. En effet, ainsi que nous l'avons déjà vu, ce n'est qu'après un temps, souvent très-long, après des périodes successives de disparition et de réapparition, que cette maladie amène la mort, sans laisser, dans un grand nombre de cas, de lésions dans les organes mêmes où s'écoule le sang. Si l'affection était essentiellement localisée dans les organes urinaires, on y trouverait des lésions graves comme la maladie elle-même. L'écoulement du sang avec les urines n'est que la manifestation d'une affection générale résultant de l'appauvrissement du sang, appauvrissement qui fait que ce liquide peut sortir des vaisseaux capillaires, filtrer au travers de leurs parois pour s'écouler avec les urines.

L'inspection de tous les sujets de l'espèce bovine atteints de l'hématurie confirme encore cette opinion ; en général tous sont dans un état de maigreur assez considérable, ils ont les yeux pâles etc, ainsi que nous l'avons vu en décrivant les symptômes qui caractérisent ou plutôt qui accompagnent cette affection. Les animaux en bon état d'embonpoint sont rarement atteints d'hématurie, toutefois, les animaux peuvent présenter un état satisfaisant sans que pour cela le sang soit riche ; dans ce cas ils ont dû souffrir à une époque plus ou moins reculée, et quoi qu'ils aient repris de l'état, le sang n'a pu récupérer sa richesse. N'est-ce pas d'ailleurs ce que l'on voit au début de l'affection bien connue et désigné sous le nom d'anémie du cheval ?

Chez cet animal, ne constate-t-on pas la pauvreté du sang en même temps que l'état très satisfaisant de l'embonpoint ?

Nous croyons donc qu'en raison des symptômes de l'hématurie, de sa marche, des lésions observées sur les cadavres,
de l'état physique et chimique du sang, et surtout en raison
de cette relation intime qui unit la cause à l'effet, la mauvaise
qualité ou l'insuffisance de nourriture amenant la débilitation
de tout l'organisme, on peut conclure que cette affection
est de nature asthénique ; que l'hémorrhagie qui la caractérise
s'effectue par l'infiltration d'un sang clair à travers les
vaisseaux des organes et surtout de organes urinaires.

Maintenant cette hémorrhagie passive a-t-elle lieu dans le
tissu du rein, à la surface de la vessie, ou à la fois dans les
deux viscères ?

C'est là une question qu'il nous parait difficile de résoudre,
et qui n'a pas d'ailleurs au point de vue pratique la même
importance qu'au point de vue scientifique. Il ne nous semble
pas possible d'admettre que la quantité, quelquefois assez
considérable, de sang évacué avec les urines, puisse provenir
uniquement de la vessie, bien qu'on ne rencontre de lésions
qu'à la surface interne de ce réservoir.

Ce qui nous fait penser ainsi, c'est d'abord que l'hématurie
peut exister sans qu'il y ait de lésions à la muqueuse
vésicale ; ensuite que ces lésions lorqu'il y en a, sont surtout
marquées aux orifices des uretères, que conséquemment elles
nous paraissent être le résultat d'une action particulière
exercée sur cette muqueuse par le sang et les urines.

Nos recherches les plus attentives n'ont jamais pu saisir de
traces d'inflammation. Ces traces s'étaient elles effacées après
la mort ? Bichat, et après lui quelques médecins, n'ont admis
la possibilité de ce fait que pour quelques séreuses et non pas
pour des parenchymes vasculaires à un haut degré. D'ailleurs,
l'inflammation du rein est connue sous toutes ses faces et à
tous ses degrés ; et ici au lieu de vascularité augmentée, de
ramolissements, de rougeurs, etc, au contraire des organes

flasques à l'extérieur, pâles en dedans, et seulement de l'urine sanguinolente dans les bassinets.

Du reste nous déclinons toute compétence sur ce point laissant à de plus autorisés le soin de l'éclaircir.

MARCHE DE L'AFFECTION

La marche de l'hématurie, telle qu'on l'observe dans la Creuse, est très-lente ; c'est seulement après quatre, six mois, un an et même plusieurs années qu'elle amène la mort. Pendant ce long temps, il y a souvent des périodes d'intermittence assez longues. Tel animal pisse le sang pendant un mois ou deux, puis l'affection disparait, mais presque toujours pour revenir et se terminer d'une manière fatale, si les conditions hygiéniques restent les mêmes. Cette marche lente s'explique par la petite quantité de sang perdu par les urines, quantité assez minime pour ne pas compromettre immédiatement la vie.

Souvent aussi un animal cesse de pisser le sang pendant un temps assez considérable pour qu'on puisse le croire guéri, puis l'affection renait sous l'influence de la plus légère cause d'épuisement ; la marche seule suffit presque toujours. C'est pour cela qu'il arrive maintes fois que l'hématurie apparait sur des animaux rétablis en apparence, le long de la route, lorsqu'on les conduit en foire.

Le sang, et par suite l'organisme, ne ressent qu'à la longue, l'influence des pertes, parce que dans un grand nombre de cas, ce qui passe avec les urines, n'est qu'un peu de sérosité rougeâtre. La marche lente de l'hématurie a, croyons-nous, toute sa valeur pour l'appréciation de la nature de cette maladie.

PRONOSTIC

Le pronostic du pissement du sang est le plus généralement grave, mais cette gravité n'est pas invariable. C'est ainsi que sur les animaux déjà dans le marasme lorsque commence l'hémorrhagie l'affection tend a devenir plus promptement mortelle.

L'hématurie est aussi plus grave sur la vache que sur le bœuf, en raison de l'épuisement que déterminent chez elle la gestation et la lactation.

TRAITEMENT

Lorsque nous voudrons sérieusement voir l'hématurie disparaître de notre pays, c'est au traitement préventif qu'il faudra demander ce résultat. *Mieux vaut prévenir que guérir* dit un proverbe, et c'est bien là le cas de l'appliquer. Que l'on cesse donc d'accuser la médecine vétérinaire d'impuissance en face de cette maladie qui ruine quelques-unes de nos fermes tant qu'on n'aura pas suivi nos conseils. On épuisera en vain l'une après l'autre toutes les substances de la pharmacie sans que la question du traitement de l'hématurie leur doive d'avancer d'un pas.

L'empirisme si favorisé dans nos contrées par l'ignorance des cultivateurs et par l'exercice libre d'une profession qui a de si nombreux points de contact avec l'agriculture, est une des raisons qui ont le plus longtemps entretenu les vieilles traditions.

Chaque village un peu considérable est doté d'un de ces hommes dangereux. Sachant capter la confiance de nos campagnards, chaque empirique dans sa contrée, chaque médicastre prône le remède secret dont il se dit le possesseur et l'inventeur.

L'aveuglement de quelques cultivateurs remplis de préjugés, croyant aux sortilèges plus qu'aux saines doctrines, protègent l'exercice des manœuvres de ces hommes éhontés qui sont souvent un plus grand fléau que les maladies elles-mêmes.

Tel soi-disant guérisseur se sert de remèdes secrets dont il ignore la composition et les effets.

Les breuvages composés de plantes amères, de plantes aromatiques et souvent aussi de celles à propriétés les plus dissemblables, ne sont pas ménagés.

Nous savons qu'il est beaucoup plus facile d'administrer un médicament quelconque, fut-il d'un prix élevé, que d'introduire des réformes en agriculture ; ceci est surtout difficile à obtenir des fermiers.

Toute médication qu'on leur préconisera comme secrète sera regardée par eux comme infaillible ; si on peut l'appuyer même d'un demi-succès plus ou moins prouvé, elle aura alors sur leur imagination le double prestige du merveilleux et de l'inconnu.

Tout raisonnement simple, sérieux, tout conseil d'une utilité incontestable, tombera devant ce prodige et ne sera pas accepté, surtout s'il est en désacord avec la routine.

Voilà pourquoi le moyen que nous allons proposer, quoique le plus sûr pour faire disparaître le pissement de sang, quoique le plus avantageux à employer puisqu'il entraîne comme conséquence le progrès agricole, restera longtemps encore à l'état de lettre morte.

C'est aux véritables amis de l'agriculture qu'il appartient de joindre leurs efforts, pour arriver à faire opérer des réformes pressantes et indispensables dans notre culture.

Les causes de l'hématurie étant reconnues, nous devons nous appliquer à les faire disparaître.

L'insuffisance de l'alimentation admise comme cause déterminante, c'est en mettant notre production fourragère en rapport avec les exigeances de notre bétail, que nous triompherons de l'affection qui frappe notre pays.

Donner de l'extension aux prairies naturelles, les mieux soigner, réduire surtout la culture des céréales, cultiver des fourrages verts, de manière à pouvoir nourrir abondamment pendant la belle saison ; planter des betteraves, indispensables en hiver pour favoriser la digestion des pailles qui entrent dans la ration, tels sont les moyens de marcher sûrement vers un progrès agricole véritable et solide qui est loin d'exister aussi généralement qu'on le croit dans la Creuse. La culture de la betterave, qui est presque inconnue dans notre département, pourrait avoir la plus salutaire influence sur notre agriculture et sur la santé de nos animaux, si les fermiers se décidaient à cultiver cette racine.

Outre la question de quantité des fourrages, nous devons aussi combattre toutes les causes qui peuvent en altérer la qualité. C'est ainsi que nous devons donner en quantité à nos prairies l'engrais qui leur manque généralement, assainir celles qui sont marécageuses ; les fourrages poudreux, vasés peuvent être arrosés avantageusement par une solution de sel marin. Il faut encore nourrir abondamment les jeunes sujets avec des substances appropriées à l'activité de leurs organes digestifs, et faire en sorte qu'ils s'aperçoivent peu du sevrage.

Telles sont les réformes qu'il serait désirable de voir introduire dans nos fermes ; mais elles sont si difficiles à obtenir que nous devons examiner la question comme si les choses ne devaient subir aucun changement de ce côté.

Un moyen simple se présente, c'est la réduction du bétail quand il est trop nombreux. Nous combattons cette pratique vicieuse de vouloir partout et quand même un grand nombre de bestiaux sans avoir de quoi les nourrir.

Quel est le rôle des animaux de nos fermes ? N'est-ce-pas d'y faire l'office de machines servant à transformer les fourrages en fumier ? Si donc c'est là le seul côté avantageux du bétail, dès lors que tout le fourrage sera transformé en fumier, le but sera atteint.

Cependant, il faut encore que ce bétail par son développement, sa croissance, sa production en viande, en lait, en travail, paye une partie du loyer, de la main-d'œuvre etc,, c'est la ration de production qui doit amener à ce résultat.

Si l'on entretient les animaux avec parcimonie, en ne leur donnant qu'une ration d'entretien, on perd presque complètement la nourriture. Si, au contraire, on diminue raisonnablement le bétail, la ration d'entretien des animaux disparus deviendra ration de production pour ceux qui restent, et le bénéfice augmentera directement en proportion de l'importance de cette ration.

A la perte de cette nourriture, résultant de l'entretien d'un trop grand nombre de bestiaux avec des ressources insuffisantes, s'ajoute la perte totale des animaux succombant à la suite du pissement du sang.

Dans certaines fermes, le pissement de sang se manifeste si régulièrement sur les animaux atteignant l'âge de trois ans, que toute la nourriture pour les amener à cet âge, où ils sont propres à rendre le plus de services, a été consommée eu pure perte.

Au lieu de dire et de répéter sans cesse qu'il faut, dans les fermes, entretenir le plus grand nombre d'animaux, il serait, à notre avis plus rationnel de dire qu'il faut faire consommer la plus grande quantité de fourrages par le plus petit nombre d'animaux possible.

Quelques personnes veulent se servir du bétail comme d'un moyen qui force le fermier à marcher dans la voie du progrès agricole, en l'obligeant à aviser au moyen de produire du fourrage. Nous trouvons que cette opinion renferme un contre-sens évident. Tout doit aller de pair en agriculture ; mais il nous semble que si une amélioration doit en précéder une autre, c'est à coup sûr la culture fourragère qui doit ouvrir la marche à la production animale.

Nous n'hésitons pas à reconnaître qu'il serait plus avantageux de marcher franchement dans la voie du progrès en donnant de l'extension à notre culture fourragère que de réduire notre bétail ; mais comme cette amélioration ne saurait s'accomplir en un jour, nous disons, qu'il est plus profitable d'avoir un petit nombre de bons animaux, bien portants bien nourris, en état de rendre des services, que d'avoir une grande quantité de bêtes maigres, malades à moitié nourries.

Le traitement préventif de l'hématurie doit donc être surtout basé sur des ressources alimentaires abondantes ; et nous devons nous efforcer de combattre par tous les moyens possibles la cause la plus active de cette affection, l'insuffisance de l'alimentation.

CONCLUSIONS

Nos conclusions de ce qui précède se résument à ceci : La forme d'hématurie qui nous occupe est due à une affection du sang, qui a pour cause un défaut d'équilibre dans ses éléments constitutifs. Nous ne devons pas rechercher la cause de cet état pathologique du sang ailleurs que dans la constitution des fourrages, qualité qui est commandée par celle du sol qui les a fournies. Nous devons prévenir le mal par un système agricole meilleur, plus rationnel, que celui que nous suivons. Ce qui nous fera mettre en application l'aphorisme suivant : *Subla ta causa tollitur effectus.* Nous devons faire en sorte que notre agriculture soit à l'avenir intelligente, raisonnée, et surtout amélioratrice de notre sol, plutôt qu'altérante et épuisante. La thérapeutique n'est qu'un moyen secondaire pour faire disparaître l'hématurie, ou guérir, et encore trouvera-t-elle un puissant secours dans l'hygiène, et surtout dans un changement de nourriture riche et alibile. Nous croyons devoir écarter complétement toute idée de trouver la cause dans la présence d'une certaine plante. La présence d'une certaine quantité de chaux dans notre sol, en soi et pour cette quantité seulement, comme cause, est loin de nous paraître admissible, nous avons dit pourquoi.

A. MATHIVET,
Vétérinaire départemental, chef du
service sanitaire.